CONSIDÉRATIONS GÉNERALES

SUR

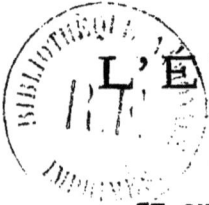

L'ÉPITHÉLIOMA

DE LA VERGE

ET SUR SON TRAITEMENT CHIRURGICAL

CONSIDÉRATIONS GÉNÉRALES

SUR

L'ÉPITHÉLIOMA

DE LA VERGE

ET SON TRAITEMENT CHIRURGICAL

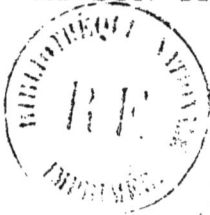

PAR

H.-P. VILLA

Docteur en médecine

PHARMACIEN DE 1ʳᵉ CLASSE

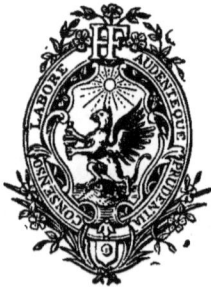

MONTPELLIER
IMPRIMERIE CENTRALE DU MIDI
(HAMELIN FRÈRES)

1901

A LA MÉMOIRE

DE MON PREMIER MAITRE ET BIENFAITEUR

LE DOCTEUR JOULLIÉ

A M. LE PROFESSEUR AGRÉGÉ L. IMBERT

PROFESSEUR AGRÉGÉ A LA FACULTÉ

A MON PRÉSIDENT DE THÈSE

MONSIEUR LE PROFESSEUR TÉDENAT

PROFESSEUR DE CLINIQUE CHIRURGICALE A LA FACULTÉ DE MONTPELLIEP

MEIS ET AMICIS

H.-P.-VILLA.

Puisque, par ce modeste travail sur l'épithélioma de la verge, nous terminons nos études médicales à la Faculté, un devoir s'impose avant de quitter nos Maîtres, celui de les remercier des soins bienveillants qu'ils n'ont cessé de nous prodiguer, et de l'encouragement qu'ils ne nous ont pas ménagé, pendant la durée de nos études. Nous ne saurions oublier le tribut de reconnaissance que nous devons à M. le professeur agrégé Léon Imbert; c'est lui qui nous a inspiré le sujet de cette étude, dans laquelle il nous a servi de guide. Nous aimons aussi à nous rappeler les travaux pratiques qui couronnèrent son cours du dernier semestre d'hiver, lesquels furent pour nous d'excellents exercices cliniques, nous préparant aux difficultés de la carrière médicale.

M. le professeur Tédenat, qui a bien voulu accepter la présidence de notre thèse, joignant à sa longue expérience le talent que l'on sait, n'a rien négligé pour nous instruire dans ses leçons cliniques.

Nous le remercions infiniment des nombreuses observations

qu'il a bien voulu nous communiquer pour la rédaction de notre travail et de la peine qu'il s'est donnée pour nous.

M. le professeur Estor, dans la chirurgie infantile, M. de Rouville, dans ses consultations externes, ont également droit à notre gratitude.

Enfin, il faudrait citer tous nos Maîtres, si cela suffisait pour nous libérer de la dette de reconnaissance que nous avons contractée envers eux.

Nous ne nous attarderons pas davantage et nous allons entrer immédiatement dans notre sujet, après avoir dit merci à nos camarades de toutes leurs sympathies à notre égard.

INTRODUCTION

L'étude du traitement chirurgical de l'épithélioma de la verge nous amènera à étudier l'amputation partielle, l'amputation totale, et, enfin, l'émasculation totale. C'est le plan que nous suivrons dans notre travail ; nous envisagerons successivement ces trois cas dans l'historique, le traitement, les indications, les suites et résultats.

Pour nous, l'amputation partielle portera sur un point quelconque de la verge et non sur le prépuce ou le fourreau du pénis, comme le veut Demarquay.

L'amputation totale portera sur la racine, c'est une sorte d'extirpation de l'organe. L'émasculation totale joindra l'enlèvement des testicules à l'extirpation aussi complète que possible de la verge, selon la définition de Carbonell.

CONSIDÉRATIONS GÉNÉRALES

SUR

L'ÉPITHÉLIOMA

DE LA VERGE

ET SON TRAITEMENT CHIRURGICAL

HISTORIQUE

C'est le VIIme siècle qui nous fournit les premiers documents sur l'amputation de la verge ; encore présentent-ils une certaine obscurité et concernent-ils une opération qui ne correspond qu'imparfaitement à celle qui nous occupe. C'est ainsi que Paul d'Egine propose chez les hypospades la séparation de la partie de la verge qui est en avant du méat. Plus tard, au XVIme siècle, Fabrice d'Aquápendente et Ambroise Paré, qui connurent et pratiquèrent sans doute cette opération, en parlent sans aucun détail et se bornent à proposer des canules pour les opérés.

Au commencement du XVIIme siècle, Guillaume de Hilden eut l'occasion de pratiquer cette opération. L'édition posthume (il est mort en 1634) de ses « observations chirurgiques »

publiée en 1669, à Genève, contient, outre la relation de ce
fait, une planche représentant l'énorme fungus chancreux dont
il débarrassa Pierre Perrod, maréchal, à Cresciac, près Lausanne (observation XCV, page 451). L'observation suivante
(XCVI) est intitulée : « Qu'il y a du danger en la section du
membre viril », et relate deux faits de section accidentelle de
cet organe. Le second document rencontré par ordre chronologique est antérieur à 1634, c'est-à-dire à la mort de
Hilden. Il contient le récit d'une amputation pratiquée par
un chirurgien de Florence, au moyen de l'instrument tranchant. Scultet qui le rapporte raconte, dans le même ouvrage
et sous le titre « observation LX », une opération pratiquée
par lui-même en 1635.

Si l'on parcourt les vieux ouvrages, on trouve dans un livre
publié en 1670 par le chirurgien Deboze (Recueil de 1026
observations chirurgicales, chez Pierre Chouet, Genève 1670)
deux observations de Bartholin, dont l'une, rapportée sur le
récit de Georges Seger, est datée de 1659.

Ainsi, bien avant Ruysch, on avait pratiqué des amputations
du pénis, et ces amputations avaient été pratiquées au bistouri. Ce fut lui, en effet, qui mit en pratique le long et cruel
procédé de la ligature. La relation de l'opération qu'il pratiqua ne parut qu'en 1691, dans un ouvrage intitulé *Observationum anatomico-chirurgicarum centuria*. Elle resta
longtemps classique, et plus tard, en 1721, quand Manget fit
paraître sa Bibliothèque, l'observation de Ruysch fut le seul
document reproduit à propos de l'amputation de la verge. Ce
procédé fut accepté presque unanimement par les plus illustres représentants de la chirurgie. Heister l'employait dès 1718,
et plus tard, dans ses *Institutiones chirurgicæ*, 1750, il publia
une véritable profession de foi en faveur de la ligature. En
1743, deux chirurgiens de Florence, Pasquali et Philippe
del Riccio, pratiquent la ligature sur un jeune homme de dix-

neuf ans, dans un cas où la nécessité de l'amputation n'était pas trop prouvée, dit Louis. Ce fut Palluci qui relata ce fait. Vers la fin du XVIIIme siècle, la ligature commença à perdre du terrain et les dernières relations de ligatures datent de 1828, elles appartiennent à MM. Graefe et Binet (*Revue médicale*, 1828).

C'est Ledran, qui, en 1730, réhabilita l'emploi du bistouri dans l'amputation de la verge. Mais que de timidités dans les essais ! Cette opération n'apparaissait que comme hérissée de difficultés de toutes sortes. C'étaient l'hémorrhagie, la perte du canal, la rétraction des tissus caverneux, et mille dangers dont les anciens auteurs avaient laissé les descriptions les moins rassurantes. Aussi les réformateurs s'entourent de précautions : Warner, dans la crainte d'une hémorrhagie, applique un tourniquet sur la racine de la verge. Palluci propose de pratiquer sur les branches du pubis la compression des artères.

Deux remarquables travaux paraissent presque en même temps vers la fin du XVIIIe siècle, l'un en France, de Boyer, l'autre en Angleterre, de Hey. Ces auteurs, en montrant cette opération telle qu'elle est, ont donné le coup fatal au vieux procédé. Le mémoire de Hey contient douze observations savamment commentées. Boyer, de son côté, étudie tous les temps de l'opération et pose relativement à chacun d'eux des règles que le temps et l'expérience n'ont pu modifier que bien superficiellement. Adoptée définitivement dès le commencement du XIXe siècle, l'amputation par le bistouri reçut depuis nombre de modifications sur lesquelles nous n'avons point à insister à cette place. Qu'il suffise de rappeler les noms de Blandin, Barthélemy, Gimelle, Béclard, Richet, Malgaigne, Melchior Robert et du professeur Rizzoli (de Bologne). Deux noms se rattachent encore à l'amputation de

la verge et à chacun de·ces noms une méthode nouvelle :
Bonnet et Chassaignac.

Bonnet propose d'amputer avec le fer rouge. Bartholin
parle de cette méthode quoiqu'il ne l'ait pas employée. Malgré
les autres indications que l'on peut retrouver dans Tulpius,
J. Pérussin et Marc-Aurèle Séverin, nul ne songea, comme
dit Julien, à contester à Bonnet la priorité de cette méthode.
C'est en 1849 que les résultats obtenus par le professeur
lyonnais furent publiés dans la *Gazette des Hôpitaux* par un
de ses internes, Paul Hervier. En 1850, Philippeaux, dans
son *Traité pratique de cautérisation*, lui consacra un article important. Sédillot préconise, en 1869, le galvano-cautère.
Son exemple a été suivi par Ollier (de Lyon) et par bon nombre de chirurgiens anglais ou allemands.

Vient ensuite la méthode de Chassaignac. Les bons effets
de l'écraseur dans l'amputation de la verge ont été vantés
par son inventeur, soit dans son *Traité de l'écrasement
linéaire*, soit dans son *Traité de médecine opératoire*.
Quoique nous n'ayons pas l'intention de discuter ici cette
méthode, nous ferons remarquer les analogies qu'elle présente avec l'opération de la ligature.

Jusqu'en 1830, on ne pratiqua guère, comme opération
complète sur la verge, que l'amputation prépubienne. Pour
parer à la gêne de la miction et empêcher les érythèmes qui
font rarement défaut dans ces conditions, Delpech eut l'idée,
en 1832, après avoir amputé le pénis, de fendre le scrotum
d'avant en arrière, suivant le raphé. Il réunit ensuite les deux
moitiés des enveloppes tégumentaires, de manière à enfermer chaque testicule dans une poche isolée. L'urèthre s'ouvrait au fond de la fente scrotale ainsi obtenue.

Le succès couronna cette tentative qui fut faite à l'hôpital
Saint-Eloi. Cela ne fut pas publié, et douze ans après (1844)
Lallemand exécuta la même opération sans la publier lui aussi.

Roux (de Toulon) publia, en 1857, un article sur un cas qu'il avait opéré de cette façon peu de temps auparavant. Bouisson (de Montpellier) suivit deux fois, en 1858 et en 1860, ce mode d'opération. La seconde fois il eut l'idée de suturer la muqueuse de l'urèthre à la peau pour empêcher sa rétraction ultérieure. Il publia, en 1860, le résultat de ses observations et fit connaître sa méthode qu'il appela *Méthode des chirurgiens de Montpellier.*

En Allemagne, Thiersch reprit le procédé déjà employé par Wedemeyer, en 1876, dans l'amputation totale de la verge. Son mode opératoire fut pratiqué surtout en Allemagne et en Angleterre.

En 1878, Berger communique à la Société de chirurgie de Paris une amputation totale de la verge, faite par Cabadé (de Valence-d'Agen).

Pearce Gould, dans un cas publié dans *The Lancet* (1882), combina le procédé de Cabadé avec la méthode de Delpech-Bouisson.

En 1886, reprenant une opération déjà pratiquée en Angleterre en 1885 par R. Harrisson, Montaz (de Grenoble), après l'amputation de la verge, créa derrière les bourses une ouverture permanente de la région bulbaire de l'urèthre, mettant ainsi la surface cruentée à l'abri de la contamination par l'urine et soustrayant la cicatrice définitive à l'irritation constante de ce liquide.

M. Tédenat pratiqua en 1884 et en 1896 l'amputation totale de la verge avec un plein succès.

Dans tous les procédés d'amputation totale de la verge employés par les chirurgiens que nous venons de citer, on laisse plus ou moins une partie des organes génitaux externes ou internes, quelquefois une partie du bulbe de l'urèthre, toujours les testicules enfermés soit dans un scrotum unique, soit dans deux poches séparées.

Il n'en est pas de même pour l'émasculation totale, comme nous le verrons plus loin.

Quant à l'histoire de ce dernier genre d'opération, elle a été à peu près faite tout d'abord par Moussaron et ensuite par Carbonell, dans leurs thèses inaugurales. Pantaloni (de Marseille) s'est étendu sur ce sujet. D'après ce dernier, Moussaron et Carbonell auraient commis tous les deux un oubli assez important en attribuant la paternité de cette opération au Napolitain A. Paci, et cité seulement Morisani comme l'autre opérateur y ayant eu recours peu d'années après. Au cours de recherches faites à l'Institut de Bibliographie de Paris, Pantaloni a trouvé que la première observation d'émasculation totale remonte au 15 octobre 1873, et qu'elle est due à Annandale (d'Edimbourg). L'opération de Paci n'est que du 3 décembre 1877, c'est-à-dire fut faite trois ans après. Morisani, dans des mémoires parus en 1884 et 1892, relate deux interventions pratiquées par lui.

Vers la même époque, en mai 1884, Rubio (de Madrid), au dire de Berrueco, aurait fait en Espagne la première émasculation totale; et, en 1894, ce chirurgien avait déjà opéré six malades de la même façon.

En 1886, V. Jackson publie un cas d'épithélioma du pénis: il enleva complètement les organes génitaux externes sans toucher aux ganglions et obtint une guérison. On peut s'étonner, comme dit Pantaloni, que ni Moussaron, ni Carbonell, ni même Chalot n'y aient fait allusion dans leurs travaux.

Une année après, Mercanton (de Lausanne) insista en Suisse sur les bons résultats d'une émasculation totale pratiquée par lui en 1886.

L'année suivante, Péan opéra d'une façon à peu près identique, mais dans des conditions un peu particulières: il fit une opération secondaire. Cependant, ce n'est guère qu'en 1894 que l'attention fut attirée en France sur cette question, par Chalot (de Toulouse). Ce chirurgien avait à cette époque opéré ainsi, d'abord en 1892, puis en janvier 1894. Au milieu de 1894, le docteur Albarran avait également pratiqué la même opération ; le professeur Tédenat (de Montpellier) opéra un malade le 4 juillet de la même année.

Carbonell, dans sa thèse, rapporte deux observations : celle de M. Bazy (de Paris), déjà publiée par Chevereau en 1895, et celle du professeur Forgue (de Montpellier), qui a servi de point de départ à son travail.

Pétouraud, dans le *Lyon médical* de 1895, publia un cas d'émasculation.

Chalot vient de consacrer à nouveau quelques lignes à cette opération dans la troisième édition de son *Traité de chirurgie et de médecine opératoire*, et dans lesquelles il continue à attribuer au chirurgien italien la paternité de l'émasculation totale, qu'il désigne sous le nom d'opération de Paci.

Chalot prétend que, jusqu'à présent, on n'en connaît que neuf cas.

On vient de voir que nous avons pu en retrouver au moins le double en y comprenant le cas de Péan. Le docteur J. Pantaloni (de Marseille), auquel nous empruntons ces renseignements, a pratiqué à trois reprises cette opération, ce qui élève singulièrement le chiffre des cas opérés.

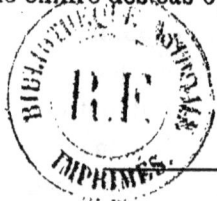

ÉTIOLOGIE

Jusqu'ici les causes de l'épithélioma de la verge n'ont pas été mieux élucidées que celles qui président à la formation du cancer des autres régions. Il est certain que les irritations locales semblent jouer un grand rôle en pareille matière ; ainsi Demarquay cite 59 cancers de la verge, dont 42 avec phimosis, c'est bien là une cause d'irritation locale. Les quelques gouttes d'urine qui séjournent entre le gland et le prépuce, le smegma préputial, l'état de malpropreté favorisé par le phimosis sont autant de causes indubitables ; et dans les observations rapportées à la fin de notre travail, il y a 5 cas d'épithélioma accompagnés de phimosis. Les cadenas du malade de Dupuytren, dont l'observation est tout au long racontée par Marx, dans la *Gazette de santé* (1828, p. 194), agissaient dans les mêmes conditions, les cadenas avaient eux aussi, comme dans le phimosis, resserré l'ouverture. Dans le cas particulier, à l'action irritante de l'urine et des sécrétions siégeant dans le sac préputial, se joignait l'action non moins irritante du percement du prépuce (il y avait au moins 20 infibulations) et du poids des cadenas. Le cancroïde constaté par Dupuytren, chez ce malade, fut opéré en faisant la circoncision.

D'après les statistiques, la classe pauvre semble payer un plus large tribut à cette affection, et c'est en effet la classe où les soins de propreté intime sont le plus négligés, souvent même considérés comme portant atteinte à la morale.

Ne remarque-t-on pas, d'autre part, que le cancer de la lèvre est plus fréquent chez l'ouvrier des champs que chez celui de la ville, peut-être est-ce à cause du manque des soins de propreté.

Pour le cancer de la verge, on ne saurait invoquer la contagion. Demarquay ne cite qu'un cas dont le porteur cohabitait avec une femme ayant un cancer du col. Si à ce sujet on se donne la peine de suivre les services de chirurgie où l'épithélioma de l'utérus n'est pas rare, on verra de combien l'emporte le nombre de ces épithélioma sur ceux de la verge. Pour environ 100 cancers de l'utérus, on en trouve un de la verge, nous disait le professeur Tédenat, dans une leçon clinique qu'il nous fit le 21 décembre 1900.

On a invoqué la syphilis ; son action peut avoir une influence en tant que cause occasionnelle par les ulcérations de longue durée qu'elle produit, mais comme cause générale elle paraît nulle. Ricord affirme qu'en trente ans il n'a pas vu un seul cancer de la verge où l'action de la syphilis ait pu être invoquée comme cause générale ayant amené la dégénérescence cancéreuse.

On peut citer à ce propos la communication faite à la Société anatomique (décembre 1897) par M. Ravaut, à propos d'un épithélioma de la verge à marche rapide. Ravaut montre une portion de verge amputée pour un épithélioma paraissant avoir débuté au niveau du gland. Depuis deux ans, à la suite d'un chancre induré, le malade était atteint d'une balanite. C'est seulement depuis deux mois que le gland s'est ulcéré et que le prépuce s'est détruit ; une biopsie faite avant l'opération montra qu'il s'agissait d'un épithélioma lobulé.

Si l'hérédité peut, en certains cas, être invoquée comme cause prédisposante à l'épithélioma, on ne saurait lui assigner un rôle dans la localisation de cette affection. Les membres d'une famille cancéreuse pourraient faire du cancer l'un à la lèvre, l'autre au sein, celui-ci à la verge. Dans l'observation II, due à l'obligeance du professeur Tédenat, nous voyons que le père du malade était mort, à quarante ans, d'un cancer de l'estomac.

ANATOMIE PATHOLOGIQUE
ET SYMPTOMATOLOGIE

C'est, en général, sur le gland, le prépuce et surtout dans le sillon balano-préputial que débute l'épithélioma de la verge.

Il commence par un petit bouton, par une bosselure indolente, dont le malade, le plus souvent, ne s'aperçoit pas au début. Ce noyau dur produit du gonflement tout autour de lui et semble constituer un second gland à côté du premier. Quand il y a phimosis, l'inflammation des tissus voisins ne tarde pas à produire de la balano-posthite, et, dès lors, au lieu d'être indolore, l'organe tout entier s'œdématie et devient douloureux.

Tantôt aussi il apparaît sous forme d'une verrue irrégulière à base large qui bientôt s'ulcère, prend une couleur rouge foncé et se recouvre d'un enduit sanieux ; on y trouve de profondes excavations irrégulières et des excroissances en forme de choux-fleurs.

Tout autour la peau est rouge, parsemée de tubercules, épaissie et indurée ; l'aspect extérieur se distingue par sa nature végétante et comme framboisée. Quelle que soit la forme, la surface laisse bientôt voir un suintement caséeux au début et qui devient plus tard sanieux, séropurulent et à odeur repoussante.

Lorsque la tumeur est isolée, elle acquiert un volume qui varie entre celui d'un pois et celui d'une grosse noisette et au delà. Quand elle est composée de petites tumeurs verruqueuses, leur ensemble donne à la verge un élargissement cunéiforme. Dans l'observation V, due à l'obligeance de M. le professeur agrégé L. Imbert, nous avons un épithélioma qui semble formé par trois ou quatre fraises de moyenne grosseur qui auraient pris naissance sur un même pédicule, et qui donnait à la verge un aspect plutôt cubiforme que cunéiforme.

Si le mal n'atteint que le prépuce, celui-ci s'épaissit, s'infiltre de sérosité ; il est œdématié, ses bords, qui peuvent atteindre 15 millimètres d'épaisseur, sont durs, blanchâtres et présentent des mamelons. Quand la lésion a débuté par la peau, l'envahissement se fait surtout en surface ; le gland et les corps caverneux demeurent longtemps indemnes. Quand elle débute par le gland, l'envahissement des corps caverneux est bien plus rapide. L'urèthre reste intact pendant assez longtemps, même dans les cas avancés où la verge est complètement désorganisée. La miction est fréquemment troublée, non pas à cause de l'envahissement de la muqueuse uréthrale, mais à cause de son refoulement par le néoplasme. L'épithélioma peut se propager dans les corps caverneux sous forme d'infiltration de petites tumeurs cancéreuses du volume d'un pois, d'une lentille. Il peut se propager en surface et envahir les bourses, de sorte que, si l'on n'intervient pas dès les débuts, on risque, en temporisant, de trouver plus tard à la place de ce qui était organes génitaux externes une masse végétante, un gros chou-fleur qui ne laisse de ressources que dans l'émasculation totale, comme nous le montre l'observation VII que nous devons à M. le professeur Tédenat.

Mais il est une invasion par la graine de cancer qui est plus rapide encore si l'on n'intervient pas. Nous voulons parler de l'adénite cancéreuse. Ce sont les ganglions du pli de l'aine qui, engorgés par les cellules épithéliomateuses, forment des tumeurs variant entre le volume d'une fève pour chaque ganglion et celui d'une amande. Histologiquement, dans l'immense majorité des cas, le cancer de la verge est un épithélioma pavimenteux lobulé. On a signalé cependant quelques cas de sarcome. Fournier et Darier ont publié (1893) un cas très curieux d'épithélioma papillaire auquel ils ont donné le nom d'épithélioma bénin syphiloïde de la verge.

L'examen microscopique des ganglions cancéreux est très démonstratif, nous dit Letulle. Le plus souvent on voit sur la coupe les sinus bourrés de cellules épithéliales de formes diverses, reconnaissables à leur protoplasme coloré, à leurs noyaux volumineux souvent multiples, en division indirecte typique ou atypique. Les cancers secondaires des ganglions reproduisent d'habitude fidèlement les caractères du cancer originel. La forme d'épithélium cylindriques, cubiques, leur mode de groupement dans les alvéoles carcinomateu sculptés au milieu des travées conjonctives fondamentales épaissies (globes épidermiques, noyaux lobulés, glandes acineuses de nouvelle formation) ont une réelle importance. Certains caractères spécifiques de structure ou de sécrétion permettent soit de réformer, soit d'assurer le diagnostic anatomopathologique de la lésion primitive.

Les symptômes fonctionnels sont les hémorrhagies au moindre contact, les douleurs, les suppurations abondantes et fétides, les troubles de la miction, qui peuvent aller jusqu'à la rétention complète; et tout cela subordonné au moment où la maladie en est de son évolution.

Au début, nous n'avons ni adénite ganglionnaire des aines, ni gêne de la miction ; mais, ni au fur et à mesure que l'évolution s'avance, ces divers symptômes apparaissent avec plus ou moins de rapidité; l'adénite survient unilatérale d'abord, bilatérale ensuite, quelquefois même pelvienne. Se trouve-t-on en présence d'un carcinome, en quelques mois la géné-

ralisation et la cachexie cancéreuses amèneront une terminaison fatale. Le simple épithélioma lui, mettra deux, trois
et quatre ans pour atteindre le même résultat.

———————

DIAGNOSTIC

Le diagnostic semble aisé, si l'on considère la marche indolore des débuts dans le plus grand nombre des cas, l'âge des sujets, qui ont en général dépassé la quarantaine, la suppuration abondante et fétide, l'induration large de la base, les troubles de la miction, le tout s'accompagnant d'adénite des ganglions de l'aine. Néanmoins, il n'en est pas toujours comme cela ; c'est ainsi que Demarquay rapporte un cas pour lequel Ricord fut appelé par son neveu Cullerier. Il n'y avait pas grande induration de la base des végétations, sans autre altération du prépuce que celle causée par une forte distension ; on trouvait de l'inflammation, de la gangrène, et le gland, flétri en quelque sorte, était perdu au milieu d'énormes choux-fleurs.

Les indurations qui seraient dues à une diathèse telle que l'arthritisme, par exemple, ne débutent généralement pas par la peau qui en est indépendante, nous n'avons pas ensuite le retentissement sur les ganglions.

Les gommes tuberculeuses sont rares à la verge ; on a pu toutefois en observer. La nature du pus grumeleux et louable, l'âge du sujet, les antécédents héréditaires et personnels, d'autres localisations pourront mettre sur la voie en dehors même des sécrétions fétides que nous n'avons pas ici.

Quant à la syphilis, Jullien, à propos des gommes syphilitiques du fourreau, dit qu'une erreur grave fait penser quelquefois à un épithélioma. Ozenne cite le cas d'un médecin étranger auquel plusieurs confrères avaient déjà parlé d'amputation,

quand Verneuil, reconnaissant la nature du mal, lui pres-
crivit les spécifiques auxquels il fut redevable d'une prompte
guérison. On doit en pareil cas s'attacher à bien constater les
bourgeons épithéliomateux, la bordure et l'ourlet périphéri-
que, les ganglions inguinaux souvent unis aux pelviens par
des traînées néoplasiques, la fétidité spéciale du sécrétum
plus chargé d'épithéliums que de globules purulents, enfin
et surtout la dureté du stratum néoplasique (Jullien). Il est
des cas où nous trouverons la syphilis et le cancer réunis.

L'infection remonte généralement à de nombreuses années
quand un syphilitique arrive à l'âge du cancer. Si cette syphilis est bien guérie, il peut se faire que, tout germe ayant dis-
paru, le sujet fasse son néoplasme sans mélange avec la
diathèse antérieurement acquise et maintenant disparue, et
c'est le cas le plus fréquent. Le carcinome ou l'épithélioma
vont créer un *locus minoris resistentiæ* sur lequel pourront
se manifester des aptitudes latentes à la maladie.

Nous pourrons voir la néoplasie spécifique et l'exsudat
malin agir de concert comme deux humeurs peccantes asso-
ciées et former la lésion complexe que Jullien appelle le
syphilo-cancer.

Au cancer s'associent soit la gomme, soit la sclérose ; et
comme la gomme est le plus souvent multiple, indolente,
toute tumeur maligne à foyers nombreux et exempte de douleurs devra faire penser à l'hybridité morbide dont nous
venons de parler.

Les écoulements de sang infect caractéristiques du cancer
ne se rencontrent guère dans le syphilo-cancer ; de même les
hémorrhagies et les suintements fétides et ichoreux sont rares
dans cette affection. La base de l'ulcération attentivement ex-
plorée permettra de reconnaître un substratum étendu parfois
rameux et d'une dureté de sclérose ; le fond ne laisse pas voir
de bourgeons, il est tapissé par un enduit bourbilloneux et gri-

sâtre dont l'adhérence rappelle les eschares de la caverne gommeuse.

La syphilis ralentit la marche du cancer et semble arrêter ses progrès; mais, dès qu'elle a cédé au traitement spécifique, l'épithélioma reprend le dessus et marche d'autant plus rapidement dans son évolution, que le traitement antisyphilitique a été plus actif.

Toutes ces différences, si nettes soient-elles, ne permettront pas à elles seules de trancher le diagnostic d'une façon absolue et il sera sage dans tous les cas, même avec les doutes les plus légers et les moins dignes d'attention, d'avoir recours au microscope. L'examen microscopique devra, en effet, être fait chaque fois sur un fragment de la tumeur. Lorsque le microscope aura décelé par exemple : les cylindres épithéliaux pleins, les cellules à noyaux multiples qui les forment, les globes épidermiques avec leurs caractères, on pourra conclure à un épithélioma. Il en sera de même pour le carcinome lorsque nous serons en présence d'une tumeur composée d'un stroma fibreux limitant des alvéoles remplis de cellules libres, les unes par rapport aux autres, dans un liquide plus ou moins abondant, selon la définition de Cornil et Ranvier.

PRONOSTIC

Le pronostic doit toujours être réservé pour toute sorte d'épithélioma. Abandonné à lui-même, si c'est un carcinome, il atteint rapidement les viscères les plus importants de l'économie. Si c'est un épithélioma vrai, la marche, quoique plus lente, n'en conduira pas moins à une terminaison fatale et la cachexie cancéreuse ne tardera pas, dans les deux cas, à emporter le malade, à défaut d'autre maladie intercurrente. Son évolution durerait, néanmoins, de deux à quatre ans. Le pronostic est variable selon le moment de l'évolution où l'exérèse est pratiquée. Il est certain qu'un cancer enlevé dès les premiers débuts laissera plus d'espoir au chirurgien et au malade que celui opéré tardivement, quand, par exemple, les ganglions de l'aine sont pris et qu'à la place du pénis et des bourses il y a une énorme tumeur envahissante, comme c'est le cas dans l'observation VII. Toutefois, bien que dans ce cas il ait fallu enlever tout ce qui était organes génitaux externes, le malade a pu guérir.

Ceci nous permettrait de dire que le pronostic est relativement bénin avec l'exérèse. Mais il reste sombre comme dans toute affection cancéreuse, si l'on n'intervient pas chirurgicalement.

TRAITEMENT

Pour le traitement nous suivrons le plan que nous avons indiqué plus haut : amputation partielle, amputation totale, émasculation totale.

AMPUTATION PARTIELLE. — Nous en avons déjà donné la définition. Dans les ouvrages anciens on trouve quelques exemples d'amputation partielle pratiquée avec succès; les auteurs de ces observations n'entrent, d'ailleurs, dans aucun détail sur le manuel opératoire suivi par eux.

L'amputation partielle peut se diviser en amputation du gland et amputation du corps de l'organe (Dubour, Thèse de Montpellier, 1884).

L'amputation du gland a été imaginée par Bouisson, pour un malade porteur d'un cancer siégeant exclusivement sur le gland. Il conserva le prépuce et eut ainsi une conservation des formes de l'organe viril. Bouisson s'est servi des ciseaux; l'opération fut simple et presque pas douloureuse, et la guérison obtenue en quinze jours.

Voyons maintenant l'amputation, du corps de l'organe. Avant de procéder à l'opération, il faut observer, naturellement, toutes les règles antiseptiques. Il faut laisser, dit Ricord, aux téguments leur longueur naturelle et, pour cela, le mieux est de tendre également la peau et du côté du gland et du côté du pubis. La pression des doigts suffit; un aide remplissant cette fonction pour la base de l'organe, le chirurgien la remplit lui-même pour l'extrémité. La peau étant ainsi fixée, on fait la section soit d'un coup de ciseaux (Bouisson), soit avec un bistouri. Ces instruments suffisent à moins d'un cas où l'on trouverait la cloison ossifiée (Mac Clelan) ou un prolongement osseux du pubis. Velpeau, dans un cas semblable, refusa d'opérer. Il suffit de sectionner l'os avec des cisailles ou avec une petite scie. Dans les cas ordinaires, on sectionne d'un seul coup et de haut en bas. L'hémostase est obtenue facilement ; les corps caverneux, vides de sang, se dépriment, et si l'on irrigue avec de l'eau froide on les fait encore rétracter davantage, en mettant en jeu la contractilité des fibres musculaires des cloisons.

Il est un point qui a beaucoup préoccupé les chirurgiens : c'est la recherche du canal de l'urèthre après l'opération. Il y aurait eu des cas où l'on n'aurait pu retrouver l'orifice uréthral. De nombreux procédés ont été indiqués pour éviter cette éventualité.

De tous les moyens employés, nous citerons seulement le procédé de Demarquay, appliqué par M. Tédenat en 1884, à l'hôpital Saint-Éloi. L'amputation fut pratiquée à 0,05 de la racine de la verge. Une sonde en plomb de Mayor (Demarquay employait une bougie), est introduite dans l'urèthre ; un aide tient le pavillon de la sonde en fixant l'extrémité antérieure du pénis. Le chirurgien tient de sa main gauche la verge en arrière du point où doit porter la section, et avec le bistouri il fait une incision circulaire de la peau, puis, au même niveau, des corps caverneux qui se rétractent légèrement. On sectionne donc tout, sauf l'urèthre ; l'aide tire alors un peu sur la verge pour tendre légèrement le canal. Celui-ci est sectionné au niveau de l'incision cutanée. La muqueuse uréthrale est ainsi exubérante, elle dépasse la surface sanglante des corps caverneux d'environ 0,005 millimètres. Il est donc impossible par ce procédé de ne pas trouver l'urèthre.

L'hémorrhagie fut peu considérable ; quatre ou cinq petites

artères sont liées, d'autres tordues. Les corps caverneux affaissés donnent peu de sang. Alors deux points de suture au catgut réunissent la peau à la cloison fibreuse médiane des corps caverneux. Cinq ou six points fixent l'urèthre à la peau, si bien que l'extrémité libre est légèrement aplatie transversalement et la peau présente en bas une petite gouttière, dans laquelle on aperçoit l'urèthre.

La sonde à demeure n'a pas été employée après l'opération ; le malade n'en a pas moins bien uriné ; la plaie s'est cicatrisée très vite, malgré le contact de l'urine, dont on a exagéré l'influence nocive sur les plaies. Tant que l'urine est normale, elle passe impunément sur les plaies : c'est là un fait qui mérite d'être mis en lumière (Dubour).

Le malade opéré par M. Tédenat, le 22 avril 1884, sortit guéri le 3 mai ; il vécut pendant quatorze ans (1898), et mourut sans récidive.

Les suites de l'opération, dit Dubour, sont très simples. Cependant on a observé des rétrécissements du méat qui se produisent ultérieurement. Goyrand (d'Aix) a signalé des faits incontestables. Mais il faut ajouter, écrit Dubour, que nous n'avons point trouvé d'observation signalant le rétrécissement après l'opération faite par le procédé de Demarquay. Dans tous les cas, conclue-t-il, pratiquée ainsi, l'amputation médio-pénienne est une opération simple, facile, et donnant d'excellents résultats.

AMPUTATION TOTALE. — On peut la qualifier d'extirpation de la verge. Avant Delpech, on amputait à la racine comme sur les autres points. Mais là on obtenait des résultats bien moins avantageux : l'urine coulait sans force, elle bavait sur la peau des bourses, d'où des érythèmes et des irritations locales. Les malades portaient des canules, pour tâcher de remédier à ces inconvients. On voyait parfois survenir des infiltrations urineuses suivies de mort.

Delpech, en 1832, à propos d'un énorme cancer de la verge, eut l'idée, après avoir coupé le pénis à son insertion pubienne, de fendre le scrotum d'avant en arrière et de réunir les deux moitié de cette enveloppe tégumentaire, de manière à enfermer chaque testicule dans une poche isolée ; l'urèthre s'ouvrait au fond de la fente obtenue ainsi. L'opération eut un plein succès.

Bouisson, qui pratiqua deux fois cette amputation, eut l'idée, la seconde fois, de suturer la muqueuse uréthrale à la peau.

Son Manuel opératoire comprenait cinq temps :

1° Section du pénis au bistouri ou avec de forts ciseaux ;
2° Division du scrotum ;
3° Ligature des vaisseaux ;
4° Réunion immédiate par des sutures ;
5° Introduction et fixation d'une sonde.

Il appela cette manière d'opérer : *Méthode des chirurgiens de Montpellier.*

Cabadé détacha, lui, les corps caverneux de leurs attaches ischio-pubiennes, décolla le bulbe, sectionna l'urèthre dans sa portion membraneuse. Il eut ainsi une plaie infundibuliforme au fond de laquelle se trouvait l'urèthre.

Pearce Gould combina la méthode de Cabadé avec celle de Delpech. Bouisson employa le manuel opératoire suivant : division des bourses ; introduction d'un cathéter dans l'urèthre que l'on sépare ensuite des corps caverneux et que l'on isole jusqu'au ligament de Carcassonne ; incision circulaire du pénis à sa base, section du ligament suspenseur de la verge ; dissection des corps caverneux qui sont détachés des ischions avec une rugine; fixation de l'urèthre à la partie antérieure du périnée; suture du scrotum. Pas de sonde à demeure.

M. Tédenat opéra un malade en 1884, suivant le procédé de Delpech-Bouisson, avec les modifications nécessitées par l'état de la région. Voici le manuel opératoire employé : une première incision est faite au niveau de la symphyse du pubis, puis section du ligament suspenseur de la verge. Les bourses étant relevées, une seconde incision antéro-postérieure est pratiquée sur le raphé des bourses qui sont séparées ainsi jusqu'à leur base. On peut alors atteindre facilement le canal de l'urèthre. Les corps caverneux sont disséqués et sectionnés sous l'arcade pubienne ; leur racine n'est point détachée du pubis. L'urèthre, sectionné à 1 centimètre en avant de la section des corps caverneux, est disséqué et isolé sur une longueur de 1 centimètre environ. Après l'avoir légèrement incisé en haut et en bas, on le fixe par deux points de suture latéraux à la peau. Hémorrhagie facilement arrêtée. On mit dans l'urèthre une sonde à demeure. Chaque testicule est enfermé dans son enveloppe cutanée par des points de suture, si bien que le malade présente en apparence deux grandes lèvres entre lesquelles se trouve le canal de l'urèthre. L'opération, quelque compliquée qu'elle paraisse, a été dans le cas particulier relativement bénigne et les suites des plus simples. La plaie fut cicatrisée vingt-cinq jours environ après l'opération ; le malade urine sans sonde dans la position verticale en écartant les bourses. Cet individu, opéré en 1884, vivait encore en 1896 (observation VI).

ÉMASCULATION TOTALE. — Nous la définirons ainsi : une opération dans laquelle on joint l'ablation des testicules à l'extirpation aussi complète que possible de la verge, avec ou sans l'évidement ganglionnaire soit de l'une, soit des deux aines. Chalot, dans ses *Nouveaux éléments de chirurgie opératoire*, avait établi un manuel opératoire qu'on peut résumer dans les quatre temps suivants :

Premier temps. — Section des cordons spermatiques et

3

ligature isolée de leurs vaisseaux. — Mettre à nu chaque cordon par une incision verticale à un travers de doigt au-dessus de l'anneau inguinale xterne. Isoler le cordon de sa gaine celluleuse, le serrer provisoirement le plus haut possible avec une pince à forcipressure, le sectionner un peu au-dessous d'un coup de ciseaux, lier séparément ses vaisseaux sur la coupe avec de la soie fine, enlever la pince. Le moignon du cordon se rétracte dans le canal inguinal.

Deuxième temps. — Ablation en bloc de la verge et des bourses. — L'hémostase des cordons assurée, prolonger l'incision gauche en bas et en arrière, contourner la racine de la bourse gauche et arriver sur le raphé périnéo-scrotal à 3 centimètres au devant de l'anus. Prolonger de même en bas l'incision droite, contourner la racine de la bourse droite et rejoindre l'autre incision sur le raphé. Au fur et à mesure, forcipressure des rameaux des honteuses externes, périnéales superficielles et artères de la cloison. Réunir le haut des incisions primitives par une incision qui croise la face antéro-supérieure de la région symphysienne, à quelque distance de la zone infiltrée par le néoplasme, autour de la racine de la verge. Avec de forts ciseaux demi-courbes, diviser le tissu cellulo-vasculaire sous-cutané et le ligament suspenseur de la verge jusqu'à ce qu'on ait dégagé la racine de cette dernière de tous les côtés. Trancher ensuite nettement la racine et les tissus sous-jacents au-devant de l'arcade pubienne. On aveugle sans peine les vaisseaux que l'on tranche avec des pinces hémostatiques coniques.

Troisième temps. — Dissection des racines des corps caverneux et suture à la peau du périnée de la coupe uréthrale antérieure. — Quand on a reconnu la tranche transversale du canal de l'urèthre (dépression infundibuliforme, rosée, contour froncé, en cul de poule), y introduire un catheter. Séparer l'urèthre d'avec les corps caverneux et poursuivre l'isolement de ce canal au moyen des ciseaux et en coupant les muscles bulbo-caverneux jusqu'à dégagement suffisant des racines des corps caverneux. Séparer ensuite celles-ci dans toute leur lon- gueur d'avec les branches ischio-pubiennes, en rasant le plan osseux. Forcipressure, puis ligature perdue si possible des deux artères caverneuses sectionnées, même conduite pour la veine dorsale profonde qui donne un gros jet médian noir; si besoin en est, ligature analogue d'une ou des deux artères dorsales. S'il est nécessaire, séparer alors le bulbe d'avec l'urèthre et le retrancher. En tout cas, reexciser la partie saillante de l'urèthre et suturer immédiatement la muqueuse de la nouvelle coupe à la peau du périnée dans l'angle posté- rieur de l'incision raphéale par un cercle de crins de Florence. Cette manœuvre permet d'arrêter à l'instant l'hémorrhagie des corps spongieux.

Quatrième temps. — Evidement ganglionnaire des deux aines et suture de toute la plaie sans drainage. — On pro- longe un peu en dehors les incisions qui avaient servi à découvrir les cordons spermatiques, disséquer les téguments de haut en bas vers la base du triangle de Scarpa et pen- dant qu'on fait bâiller largement avec des écarteurs la plaie inguino-crurale, énucléer par diérèse vive ou mousse, à la manière ordinaire, tous les ganglions manifestement affectés ou suspects.

L'hémostase achevée partout et la plaie bien lavée, réunir en T les lèvres de l'incision générale; aucun drainage. La branche verticale du T doit-être fermée jusqu'au-dessus du nouveau méat périnéal; la commissure supérieure de ce der- nier doit être, en outre, exactement cousue à l'angle des lèvres cutanées par deux autres crins de Florence qui com- plètent la couronne des points muco-cutanés. On évite ainsi l'infiltration de l'urine au-dessus de la ligne générale de

réunion et l'on diminue jusqu'à un certain degré le rétrécissement plus ou moins grand qui survient plus tard fatalement dans le méat. Ce dernier mesure environ 2 centimètres
de hauteur après l'opération. Sonde de Nélaton à demeure,
pansement iodoformé, etc.

Morisani employa un procédé opératoire différant comprenant aussi quatre temps :

1° Etablissement d'une boutonnière périnéale sur la partie
postérieure de l'urèthre caverneux et introduction d'une
sonde molle dans la vessie.

2° Ligature massive des deux cordons spermatiques et
tracé des incisions pour l'ablation des testicules.

3° Enucléation de la verge et de ses racines caverneuses ;
dissection de l'urèthre jusqu'à l'angle inférieur de la boutonnière.

4° Hémostase de l'ouverture uréthrale à la partie inférieure
de la plaie ; suture de toute la plaie.

Ce procédé diffère donc de celui de Chalot, surtout pour ce
qui concerne l'établissement préalable d'une boutonnière
périnéale, la ligature massive et l'évidement ganglionnaire.

La modification apportée par Mercanton paraît être la
ligature isolée des vaisseaux des cordons. Or elle n'est pas
indispensable puisque Annandale, Paci, Rubio n'y ont pas
eu recours, et qu'en 1894 Bazy faisait encore la ligature en
masse, conduite qui fut imitée en 1895 par Pétouraud et en
1896 par le professeur Forgue (de Montpellier). Par contre,
Albarran, en 1894, n'a lié les cordons qu'après avoir dissocié
chacun d'eux en deux paquets.

Le procédé opératoire de Rubio, qui remonte à 1884, est un
peu différent quoique analogue à ceux d'Annandale et de
Chalot.

Après avoir divisé la paroi inférieure de l'urèthre sur une

étendue de 2 centimètres, les deux lambaux qui en résultent se suturent à la peau du scrotum en bas et en haut de façon à former une pseudo-vulve. Ce procédé a été utilisé d'abord par Paci, puis par Bazy, Pétouraud et Forgue.

La plupart du temps, quoiqu'il s'agisse de cancers à marche assez lente, d'épithélioma, les ganglions inguinaux sont atteints et cela d'assez bonne heure. On peut même observer, dans des cas anciens et surtout quand il y a récidive, une généralisation aux ganglions de la fosse iliaque. Ce fut cette constatation qui a poussé Mercanton à enlever ces ganglions et Chalot à recommander dans tous les cas et d'office cette ablation. Cependant il y a eu des cas où l'on n'a pas touché à ces organes et dans lesquels on a noté des guérisons durables (Annandale, Jackson, Bazy, Rubio, Morisani).

Le docteur Pantaloni (de Marseille) suit les procédés opératoires cités plus haut, et en particulier celui de Chalot. Mais son procédé diffère par la façon de faire l'hémostase ; car nous n'attribuons pas, dit-il, le moindre intérêt à la forme des incisions et aux autres petits détails ayant trait à tel ou tel organe attaqué en premier ou en dernier lieu, ou de telle ou telle façon. Il ne fait aucune ligature ; il utilise durant toute la durée de l'opération la forcipressure temporaire ; et, quand les parties malades ont été enlevées, il recourt à la torsion des artères. En cette région, dit-il, elle suffit parfaitement et il n'est pas tout nécessaire de placer des ligatures nombreuses, ce qui, selon lui, au voisinage du passage de l'urine, peut retarder la cicatrisation et la guérison, à cause de la contamination possible des quelques fils à ligature. La torsion lui a réussi parfaitement dans les trois cas qu'il cite.

En général, dans les amputations faites vers la partie postérieure du pénis, M. Tédenat mène une incision qui va dans chaque pli de l'aine et lui permet de disséquer et d'exciser les vaisseaux et les ganglions lymphatiques. Ce professeur insiste surtout sur les précautions qu'il faut prendre pour la ligature des veines courtes qui vont des ganglions à la veine fémorale. L'hémostase en est parfois difficile.

L'émasculation totale ne présente pas une difficulté bien grande dans son exécution ; l'hémostase en est le point le plus délicat, à cause du grand nombre des vaisseaux sectionnés. Le perfectionnement de l'outillage permet d'opérer pour ainsi dire à blanc en pinçant les vaisseaux au fur et à mesure qu'ils se présentent. Cependant, pour les vaisseaux situés dans les organes érectiles, il a été souvent impossible de placer une ligature, d'où l'emploi de pinces à demeure, et réunion immédiate empêchée dans les points où des pinces ont été placées.

Pour le suintement sanguin qui se produit en particulier au niveau des corps caverneux, quand on ne les extirpe pas complètement, M. Forgue a eu recours à une petite manœuvre qu'il emploie dans l'amputation de la verge. Pour arrêter l'hémorrhagie, il affronte par quelques points de suture les parois opposées des enveloppes fibreuses des corps caverneux. Il supprime ainsi la surface saignante et détermine l'hémostase par compression indirecte des vaisseaux. Ce premier plan profond de sutures perdues est ensuite recouvert par la suture de la peau et ne porte aucun obstacle à la réunion permanente.

Quant à la possibilité d'un rétrécissement ultérieur du nouvel orifice uréthral qu'on a signalé à la suite de quelques amputations de la verge, on l'évitera si, avant de suturer l'urèthre à la peau, on fend d'un coup de ciseaux la paroi inférieure du canal, de façon à pratiquer une sorte d'hypospadias artificiel.

INDICATIONS

Avant de parler des indications, il nous semble bon de citer quelques réflexions que faisait Lebert, il y a cinquante ans, dans son *Traité pratique des maladies cancéreuses* :

« Il est plus que probable que le pronostic de cette affection (épithélioma de la lèvre) deviendra meilleur avec le temps, lorsqu'on se sera pénétré davantage de la nécessité d'opérer de bonne heure et largement, d'en faire autant à chaque récidive; d'enlever, à l'exemple de nos bons chirurgiens, les os et les glandes malades, pratique que nous avons vu mettre en usage par MM. Velpeau et Nélaton. En un mot, nous avons la conviction que le traitement du cancroïde de la lèvre inférieure est plein d'avenir, et nous espérons que, d'ici à quelques années, un chirurgien qui traiterait ces affections par les cautérisations légères et superficielles et les excisions insuffisantes, passera pour aussi ignorant, qu'aujourd'hui un praticien qui traiterait une hernie étranglée par l'homéopathie. *Le cancroïde de la verge se trouve*, en tous points, dans des conditions analogues à celui des lèvres; et opéré de bonne heure et largement poursuivi dans ses récidives, avec extirpation des glandes lymphatiques de l'aine à mesure qu'elles se prennent, il fournira aussi, comme lui, grâce à l'exécution de ces préceptes, un pronostic meilleur qu'il n'offre aujourd'hui. »

Qu'ajouter à ces mots? Rien, sinon que nous obtiendrons de bien meilleurs résultats qu'il y a cinquante ans, grâce au perfectionnement de l'outillage et surtout grâce à l'antisepsie, inconnue à cette époque.

Quand il n'y a que le gland de malade, on doit l'exciser seul, en respectant le prépuce si l'on peut. Par l'amputation simple du gland, on n'a aucune modification dans la direction du jet de l'urine ; la copulation n'est pas compromise, ni même la fécondation. On doit pratiquer cette opération chaque fois qu'on le pourra ; les malades préféreront naturellement ce genre-là, qui conserve presque la forme de l'organe et cache leur infirmité.

Si une plus grande partie de la verge est atteinte et qu'on ait à pratiquer une opération médio-pénienne, on choisira le procédé de Demarquay.

Quant à l'amputation totale, on la fera quand il y aura nécessité à enlever toute la portion externe de la verge avec ou sans racine.

Les indications sont les suivantes : lésion portant sur le pénis, ayant ou non atteint ou dépassé l'implantation pubienne, avec intégrité complète des testicules et des bourses. Si les ganglions inguinaux sont hypertrophiés, il sera bon de faire l'évidement d'une ou des deux aines. S'inspirer du procédé soit de Pearce Gould, soit surtout de celui des chirurgiens de Montpellier.

Une mutilation aussi lamentable qu'est l'émasculation totale, dit Moussaron, ne trouve son indication que dans quelques cas exceptionnels de cancer de la verge ou de l'urèthre. Ce sont ceux où le néoplasme, quelle qu'en soit la variété, a envahi de façon continue ou discontinue non seulement toute ou presque toute la verge, mais encore ses racines, les enveloppes des bourses et les testicules eux-mêmes.

C'est aussi notre avis ; nous ajouterons que l'on rencontrera fort peu de malades consentant à subir l'émasculation totale pour un cancer siégeant seulement sur le gland, par exemple.

Ils préfèreront l'amputation partielle ou même totale et non l'émasculation qui enlève tout signe de virilité. Il faudra que le mal soit bien étendu pour qu'ils voient eux-mêmes qu'il faut en passer par là.

Toutefois, il est des cas où l'on ne voit l'étendue de la lésion que sur la table d'opérations et où, au lieu d'une amputation, soit partielle, soit totale, il faut procéder d'emblée à une, émasculation.

Tel est le cas d'un malade opéré par M. Forgue (Carbonell, Thèse, 1895).

Morisani préfère l'émasculation totale à l'amputation partielle et à l'opération de Delpech-Bouisson (méthode de Montpellier),car il trouve que les testicules sont un encombrement inutile et que leur suppression ne peut avoir aucune influence sur l'organisme général, puisque le cancer ne s'observe que chez des gens âgés, et le type masculin est alors devenu fixe.

Paci enlevait lui aussi les testicules quoiqu'ils fussent sains, de même que le chirurgien espagnol Berrueco.

Pour nous, les testicules doivent être soigneusement examinés, et, s'ils présentent la moindre altération, il faut enlever ces témoins muets et tristes d'une fonction à jamais disparue (Moutaz). Mais, s'ils sont sains, on ne doit pas les enlever, cela ne ferait qu'augmenter le traumatisme opératoire. Enfin objection morale, comme le dit Moussaron, bien qu'en cette occurrence les testicules soient inutiles, on ne doit pas y toucher s'ils sont sains.

Si l'on doit être scrupuleux sur les motifs qui décident de l'enlèvement des bourses et de leur contenu, il n'en est plus de même pour le reste de l'opération. Il faut se mettre à l'abri d'une récidive possible, quoique rare, dans le moignon, et pour cela ne pas craindre d'extirper systématiquement toute la verge (*Méthode des chirurgiens de Montpellier*).

Pour l'évidement ganglionnaire des deux aines, l'indication est plus formelle. Si l'on constate rarement la récidive soit dans le moignon, soit dans l'urèthre ou la peau, on la constate souvent dans les ganglions inguinaux. La contre-indication reconnue à l'intervention réside dans l'envahissement trop étendu du système lymphatique (engorgement des ganglions profonds, iliaques, lombaires et hypogastriques) ou dans la généralisation viscérale du néoplasme ; mais ces cas sont extrêmement rares.

En résumé, on doit donc recourir, à moins d'indications formelles, à l'exérèse de la partie malade en incisant en tissu sain, par conséquent à l'amputation partielle si la totalité de la verge n'est pas envahie, à l'amputation totale si l'envahissement est plus considérable avec intégrité du scrotum et de son contenu. Peut-être serait-il sage, s'il s'agit d'un vieillard dont la prostate commence à s'hypertrophier, de pratiquer l'émasculation totale pour obtenir les résultats auxquels ont visé ceux qui ont préconisé la castration double dans les cas d'hypertrophie de la prostate. Néanmoins, nous n'aurions garde d'oublier à ce propos les indications de notre maître le professeur Forgue, indications que nous rencontrons dans le *Traité de chirurgie* de Duplay et Reclus à propos de la castration double dans le traitement de l'hypertrophie de la prostate: « Il est logique de penser que l'effet varie suivant le type anatomique et que l'indication de choix de cette intervention est fournie par les prostates molles, uniformément volumineuses, tendues par la congestion, saignant plus facilement au catheter : la castration double peut les influencer tantôt rapidement par une action décongestive, tantôt graduellement par une lente atrophie, surtout quand elles sont du type anatomique à tissu glandulaire surabondant. »

Ainsi, en présence d'un épithélioma de la verge, l'émasculation totale pourra être indiquée si la prostate commence à s'hypertrophier ou est hypertrophiée, et si ce dernier état coïncide, c'est le cas le plus habituel, avec un âge où la reproduction est loin d'être la règle.

SUITES OPÉRATOIRES ET RÉSULTATS

Julien, dans sa thèse (Paris 1873), donne les résultats du professeur Desgranges pour l'amputation partielle du pénis. Sur 21 opérés : 19 guéris, 1 résultat douteux (le malade avait quitté l'hôpital avant la guérison et dans un état assez alarmant) et 1 seulement mort par pyohémie. On voit donc que les résultats obtenus ont été excellents.

Si l'on a des guérisons, on a aussi des récidives. Celles-ci présentent, selon Julien, un caractère spécial et constant; elles n'ont jamais lieu sur place, mais dans les ganglions inguinaux. Tous les auteurs ont noté ce fait et les observations les plus anciennes consignent cette particularité. Ces néoplasies secondaires se montrent sous la forme de tumeurs qui prennent quelquefois un développement considérable. Bientôt on les voit s'ulcérer et, donnant naissance à un écoulement ichoreux fétide, s'accompagner rapidement du triste cortège de la cachexie.

Au point de vue de la miction, il peut se produire ultérieurement des rétrécissements du méat, mais on ne trouve pas d'observations signalant le rétrécissement après l'opération faite par le procédé de Demarquay. Ce procédé s'oppose, en effet, à la rétraction de l'urèthre et prévient le rétrécissement du nouveau méat urinaire. La rétraction du canal ne peut avoir lieu puisqu'il est fixé par quelques points de suture aux lèvres de la plaie. Son rétrécissement n'est pas non plus à craindre, car le canal, incisé en avant et en arrière, est renversé en dehors, de sorte que deux surfaces muqueuses se trouvent en rapport.

Sur 134 faits observés par Demarquay, il y a eu 19 complications pendant le cours du traitement, et 21 seulement après la guérison de l'opération. On a donc, pour les guérisons définitives, une moyenne de 86 pour 100 sur les faits observés par Demarquay.

Les chiffres recueillis par Julien et Demarquay montrent que les résultats de l'amputation partielle sont favorables aux opérés et que les complications sont relativement rares.

Passons maintenant à l'opération de Delpech-Bouisson. Dans une de ses leçons cliniques, M. le professeur Tédenat nous a cité sept ou huit cas d'amputation de verge faites plus ou moins près de la racine de l'organe, avec des résultats excellents. Il a vu plusieurs de ses malades en bonne santé cinq ou six ans après l'opération. Par les résultats heureux qu'il a obtenus, nous voyons que cette opération n'a eu, en quelque sorte, que des suites bénignes. On a fort exagéré, selon lui, le danger de l'urine coulant sur le scrotum. Le jet est assez fort, et ce qui coule sur la peau des bourses étant si insignifiant, n'a jamais rien produit sur les malades qu'a eu l'occasion de revoir M. Tédenat.

Ce professeur, dans ses leçons cliniques, nous a souvent dit qu'il fallait conserver les testicules toutes les fois que cela était possible. Il ne faudrait même pas craindre de les loger dans un sac que l'on prendrait à la face interne de la cuisse. On sait, en effet, qu'il existe une sécrétion testiculaire interne dont le rôle sur l'état physique et physiologique de l'individu n'est pas à négliger; et puis, du reste, les testicules ne gênent pas l'opéré, ainsi qu'on le voit dans l'observation VI.

La plupart des malades, sinon tous, opérés suivant le procédé de Montpellier, urinent sans sonde, soit debout, soit accroupis. Ils sont seulement obligés d'écarter les bourses.

L'opération de Delpech-Bouisson sera l'opération de choix, surtout si l'on y joint le procédé de Demarquay pour la suture du canal de l'urèthre. Quelque compliquée qu'elle paraisse, elle est relativement bénigne et les suites en ont toujours été des plus simples.

Au point de vue des suites chirurgicales, l'émasculation totale réussit bien d'une façon générale. Ce qui en fait la gravité, c'est la lésion pour laquelle elle est jugée nécessaire. Ce qui le prouve, c'est que, pratiquée sur des sujets sains (de corps sinon d'esprit, comme le dit Moussaron), elle réussit généralement bien. Les eunuques d'Orient et de Chine, les prêtres de Cybèle dans l'antiquité, la secte des Skopzy en Russie, emploient des procédés primitifs peu compliqués (torsion, section d'un seul coup et un peu de poudre hémostatique). Les soins antiseptiques n'existent pas et pourtant il meurt fort peu d'opérés, et souvent la mort survient par complications urinaires. Avec les moyens actuels de l'antisepsie, cette opération peut se pratiquer chez les malades les plus faibles et les plus débilités, sans avoir besoin d'attendre pour les préparer et les remonter en vue de l'opération. Les malades opérés par Chalot, Mercanton, Morisani, Pantaloni ont bien supporté l'opération, malgré l'état lamentable dans lequel la plupart se sont présentés.

La plaie se réunit par première intention, si l'on a soin de ne pas la laisser s'infecter, et grâce aussi à la transplantation du nouveau méat urinaire dans le périnée. La cicatrice pubienne est ainsi mise complètement à l'abri de la souillure par l'urine et la guérison se fait dans de bonnes conditions.

La suture de l'ouverture du canal de l'urèthre à la peau s'oppose à sa rétraction et en partie au rétrécissement de son calibre. L'introduction de grosses sondes est toujours facile si le besoin s'en fait sentir, par exemple dans un cas de gêne de la miction par hypertrophie de la prostate ou pour pratiquer des lavages de la vessie.

Pantaloni a donné les résultats suivants pour vingt-deux opérés : guérisons, 16; récidives, 2; guérison suivie de récidive, 1; amélioration, 1 ; mort après l'opération, 1 ; et enfin il y a un malade pour lequel on n'a pas eu de renseignements ultérieurs. On a donc une moyenne pour les récidives de 10 à 15 pour 100 (ce chiffre est un peu exagéré toutefois), et pour les guérisons de 85 à 90 pour 100.

Mercanton n'avait pas constaté de récidive chez son malade un an après l'opération, de même pour Morisani. Pas de récidives non plus chez les opérés de Chalot, et cela à des dates très éloignées de l'opération. M. Tédenat pratiqua une émasculation totale en juillet 1894, la guérison persistait en août 1900.

Dans tous les cas, la survie et le retour à la parfaite santé qui se sont manifestés chez la plupart des opérés nous permettent de dire que l'opération a été utile aux malades.

Tous les auteurs qui se sont occupés de l'amputation de la verge et de l'émasculation ont largement examiné les conséquences qu'elles pouvaient avoir sur l'avenir physiologique et moral de l'individu.

Que, pour certains opérés, la perte des organes génitaux constitue une sorte de déchéance qui les contriste et les chagrine, le fait n'est pas douteux. Mais que cette tristesse, subordonnée à des considérations d'âge, de pays, de milieu, de position, amène, dans la plupart des cas, la mort du sujet dans un temps relativement court; les statistiques nous prouvent le contraire. La survie dans des amputations de la verge peut aller souvent à dix, vingt et même parfois trente ans. Beaucoup d'opérés prennent d'ailleurs leur infirmité en patience et conservent intactes leur gaieté et leur intelligence. Beaucoup font bon marché de leur virilité et se consolent de cette perte par le bonheur qu'ils ont d'avoir sauvé leur vie.

Au point de vue de la miction, on peut observer comme suites éloignées un rétrécissement de l'orifice du nouveau méat par rétraction cicatricielle (d'où rétention et incontinence d'urine par regorgement). Ce fait a d'ailleurs été constaté chez les ennuques. C'est là une infirmité des plus désagréables pour les amputés de la verge. Mais si, comme nous l'avons dit plus haut, on emploie le procédé de Demarquay, on n'aura pas cette éventualité à redouter. Les amputés totalement et les émasculés sont obligés de s'accroupir pour uriner, ce qui est gênant pour eux. Mais on peut y remédier par le port d'un urinal de femme ou mieux d'un urinal fait spécialement pour ces malades, leur permettant d'uriner debout sans se mouiller.

Il semble que tout plaisir génital soit interdit à ces hommes privés de tous les organes sexuels ; il n'en serait pas ainsi, à croire Moussaron. Ils peuvent goûter encore quelque plaisir génital, en rêve il est vrai, mais qui, au dire des malades, n'en a pas moins son charme.

Ceux qui n'auront subi qu'une amputation partielle pourront encore accomplir l'acte conjugal, plus difficilement il est vrai qu'un individu normalement constitué, mais d'une façon qui les satisfera néanmoins.

On peut avoir même, en coupant assez ras du pubis, des rapports sexuels féconds, si on se rapporte à un cas de Variot (*Bull. Soc. anthropologie*, 1892, 2 fasc. p. 120).

CONCLUSIONS

Avec l'antisepsie, le résultat thérapeutique semble identique dans l'amputation partielle, totale et l'émasculation. Le résultat fonctionnel seul diffère selon l'étendue d'organes enlevés.

1° Dès lors, nous conserverons le plus de verge possible à notre malade, même en évidant les ganglions des deux aines, si c'est nécessaire, et cela afin d'assurer le plus possible les fonctions génitales et urinaires de l'organe;

2° Le procédé de Montpellier, qui est corroboré et contrôlé par l'expérience de nos maîtres et par des observations suivies longtemps après l'intervention, nous semble le meilleur dans l'amputation de la verge;

3° Nous emploierons tous les moyens possibles pour conserver les testicules, dût-on emprunter de la peau au voisinage de ces glandes;

4° Nous ne nous résignerons à l'émasculation totale que lorsque le scrotum sera envahi avec son contenu.

OBSERVATIONS

Observation I

(Recueillie par le docteur Saussol dans le service
du professeur Tédenat.)

Epithélioma de la verge. — Engorgement ganglionnaire.
Opération. — Guérison.

S. Antoine, soixante-quatre ans, marchand de parapluies, marié,
né à Saint-Hippolyte (Cantal), domicilié à Lodève. Entre, le 30 mai
1886, dans le service du professeur Tédenat, et en sort le 19 avril
suivant.

D'une forte complexion, d'une taille au-dessus de la moyenne, ce
malade a toujours eu une bonne santé. Il est très gros, paraît plus
âgé qu'il n'est, son intelligence est très affaiblie.

Il y a quatre à cinq mois, en décembre dernier (1885), sans cause
connue, il constate une petite plaie bourgeonnante sur le prépuce,
au niveau du filet: peu à peu, les bourgeons se sont étendus au
gland et à tout le prépuce et ont formé une tumeur volumineuse en
chou-fleur à l'extrémité de la verge. Suintement et suppuration
abondante et fétide, douleur vive au niveau de la tumeur : pas de
frisson, pas de fièvre. Les ganglions inguinaux sont douloureux,
tuméfiés, engorgés surtout à droite au-dessus du ligament de l'arcade
crurale.

Lors de son entrée, le 30 mai 1886, le prépuce et le gland, envahis
par les végétations épithéliales, forment une énorme tumeur à l'extrémité de la verge jusqu'à la partie moyenne. Il n'y a pas de fièvre,
mais la tumeur gagne de plus en plus ; les douleurs très vives, la
suppuration abondante et fétide fatiguent le malade. Les ganglions
inguinaux engorgés forment à droite une masse indurée avec des

points ramollis qui indique une tendance à la caséification et à la suppuration. L'urine s'écoule sans trop de douleur, légère cuisson : la muqueuse uréthrale et le corps spongieux paraissent sains.

Le 3 avril, le malade souffre beaucoup, la suppuration est moins fétide ; diarrhée abondante.

Le 4 avril, opération dans le sommeil choroformique. Une sonde en gomme élastique est préalablement placée dans le canal de l'urèthre et un petit tube en caoutchouc est serré sur la verge au-dessous de la tumeur pour faire de l'hémostase. Amputation de la verge à la partie moyenne avec un bistouri ; peu d'hémorrhagie, torsion de quelques artérioles. Dissection de la muqueuse uréthrale et suture à la peau au moyen de fils de catgut phéniqués : la sonde en gomme est retirée. On procède ensuite à l'ablation des ganglions inguinaux droits avec le couteau du thermocautère, une large brèche est nécessaire. On ne tente pas de réunir.

Pansement à la poudre iodoformée, gaze iodoformée, de l'ouate sublimée, de l'ouate simple, bandes de gaze.

Le soir, le malade ne souffre pas, il est apyrétique.

Le 5, la plaie va bien, l'opéré urine facilement sans douleur.

Le 6, il urine bien, pas de gonflement du pénis, ne souffre pas, se trouve bien. Pas de selles, léger tympanisme. On ne touche pas au pansement, on saupoudre le pénis avec de l'iodoforme.

Le 7, très calme, a dormi, urine trois ou quatre fois par vingt-quatre heures et abondamment ; simple picotement à la partie de la verge sectionnée. Pas d'inflammation du moignon, pas de douleur à la plaie de l'aine. État local et général excellent. Insufflation d'iodoforme.

Le 8, ne souffre pas en urinant, on laisse le pansement.

Le 9, premier pansement au sixième jour. Pas de gonflement inflammatoire, pas de pus ; le moignon du pénis n'est ni gonflé ni enflammé. Les points de suture paraissent avoir réussi à réunir la muqueuse à la peau. Insufflation d'iodoforme, pansement iodoformé sec de la plaie de l'aine.

Le 11, le malade ne peut dormir.

Le 15, deuxième pansement; la réunion immédiate a été obtenu à la verge : la plaie de l'aine se rétrécit. Pansement iodoformé.

On lui fait tous les matins des insufflations d'iodoforme.

Ce malade, dont l'intelligence est affaiblie, défait depuis plusieurs jours son pansement. La nuit, il est très agité et délire. Malgré ce, la plaie continue à avoir bon aspect et à se rétrécir de plus en plus ; le pénis étant absolument guéri, le malade demande à sortir le 19.

Les accidents que présenta ce malade : maux de tête, insommie, délire, cessèrent dès qu'on cessa l'usage de l'iodoforme. Il fit une bonne guérison et pendant deux ans il continua son commerce de marchand de parapluies ambulant.

Observation II

(Communiquée par M. le professeur TÉDENAT)

Epithélioma de la verge. — Pas de ganglions. — Amputation au bistouri de la moitié antérieure de la verge. — Guérison.

L. M., cinquante-quatre ans, cocher à Vauvert, entre le 6 décembre 1886 à l'hôpital Saint-Eloi.

Au mois de juin dernier, le malade a constaté sur la face externe du gland la présence d'une petite excroissance ressemblant à une verrue. Elancements, du reste très légers. Au bout de quinze jours environ, une ulcération s'est formée à ce niveau.

Augmentation progressive de la lésion : jamais de douleurs.

Antécédents héréditaires. — Père mort à quarante ans d'un cancer de l'estomac ; un frère et une sœur bien portants.

Antécédents personnels. — Ni blennorrhagie, ni syphilis ; n'a jamais été malade.

A son entrée à l'hôpital, on constate un énorme chou-fleur englobant toute la partie antérieure de la verge ; pas de ganglions inguinaux.

Le 10 décembre, amputation de la moitié antérieure de la verge. Sonde métallique introduite dans l'urèthre. On serre la base de la verge avec un tube en caoutchouc.

Section au bistouri, on coupe l'urèthre sensiblement en avant des corps caverneux.

Pas d'hémorrhagie abondante : ligature au catgut de quelques artérioles, quatre points de suture au catgut renversent la peau en dedans. Pansement iodoformé.

Le 11, a bien dormi, a uriné deux fois pendant la nuit. Au passage de l'urine, sensation de brûlure. Léger gonflement du fourreau de la verge. Poudre d'iodoforme.

12 déc., a uriné deux fois la nuit et deux fois le jour. Ni lymphangite ni adénite. Dort bien, va à la selle. Pas d'hémorrhagie, simplement un léger suintement sanguin.

Le 13 déc., le fourreau est toujours un peu gonflé.

Les 14 et 15 déc., pas de douleurs, bon appétit.

Le 16 déc., sensation de brûlure au passage de l'urine.

Le 18 déc., pas de douleurs, plus de gonflement du fourreau de la verge. On enlève les sutures au catgut.

Le 24 déc., guérison; le malade sort de l'hôpital.

Observation III

(Due à M. le professeur Tédenat)

Epithélioma de la verge. — Pas de ganglions. — Amputation au bistouri, anesthésie locale à la cocaïne. — Guérison.

B. C., cinquante-huit ans, cultivateur à Montpellier, entré à l'hôpital Saint-Eloi, le 10 janvier 1887.

A été opéré, il y a trois mois, du phimosis par le docteur Vigouroux.

Le malade a remarqué alors l'existence sur le gland lui-même d'une petite verrue qui bientôt s'est ulcérée. Cautérisations faites à plusieurs reprises et inefficaces.

Rien de particulier dans les antécédents héréditaires.

Antécédents personnels. — N'a jamais été malade; ni blennorrhagie, ni syphilis. A l'entrée à l'hôpital, on note du gonflement de toute la partie antérieure de la verge. On constate une tumeur végétante en forme de demi-anneau située sur la partie droite de la verge, entre le gland et le prépuce. Pas de ganglions.

Le 14 janvier. — Amputation de la partie antérieure de la verge. Anesthésie locale à la cocaïne; le malade n'a pas souffert pendant l'opération faite au bistouri. Pansement à l'iodoforme.

Le soir, sent une simple cuisson.

Le 15. — A uriné trois fois dans la nuit et a eu deux fois une sensation de brûlure au passage de l'urine. Gonflement considérable du fourreau de la verge. Hémorrhagie cette nuit, provenant de ce qu'on n'a pas maintenu la verge relevée.

Le 16. — Bonne langue, bon appétit; urine toutes les deux heures: dort bien. Pas de selles depuis l'opération.

Le 21. — Va à la selle; ne souffre pas, plus d'hémorrhagie. Pas de réaction inflammatoire. Diminution très marquée du gonflement du fourreau de la verge.

Le 22. — Ne souffre pas du tout.

Le 25. — Guérison. Le malade sort de l'hôpital.

Observation IV

(Due à M. le professeur Tédenat)

Epithelioma de la verge. — Phimosis. — Amputation partielle

Le 28 mars 1894, entra dans le service du professeur Tédenat, un malade âgé de soixante-deux ans, habitant les Basses-Alpes. Depuis plus de trente ans, il était porteur d'un phimosis, et il y a environ vingt ans qu'il a remarqué au niveau du gland une petite induration indolore, non ulcérée, à laquelle il n'ajoutait aucune importance. Mais, brusquement, il y a huit mois, la tumeur augmente de volume ; sa surface devient bourgeonnante, saignante, fissurée, et bientôt toute l'extrémité de la verge est transformée en une masse irrégulière, à sillons profonds, laissant s'écouler un liquide séro-purulent. Alors seulement le malade se décide à entrer à l'hopital.

Le 5 avril, M. Tédenat pratique l'amputation, et, après ligature des vaisseaux, suture l'urèthre à la peau. Le malade n'a aucune réaction fébrile, et il y a lieu de croire qu'il n'y aura pas de suites fâcheuses. Le pronostic, dans ce cas, reste grave ; mais l'épithélioma de la verge, largement opéré, laisse souvent au malade de longues années de tranquillité.

Observation V

(Due à M. le professeur agrégé Léon Imbert)

Epithélioma de la verge. — Amputation partielle. — Guérison

Le malade entre à l'hôpital le 3 mai 1901.

Rien dans les antécédents personnels et héréditaires.

La maladie actuelle a débuté il y a trois mois, par un petit bouton ayant pris naissance sur le gland, en bas et en dehors du méat à droite. Le développement fut progressif en même temps qu'indolore. Les ganglions inguinaux ont été envahis à droite il y a un mois.

A l'extrémité de la verge, à droite du gland, une masse assez volumineuse, formée de trois ou quatre fraises aplaties et de moyenne grosseur, ayant pris naissance sur une base commune assez large. La tumeur déborde la verge à droite. Les ganglions inguinaux sont pris à droite ; il n'y a rien à gauche.

Le malade fut opéré le 9 mai 1901. Anesthésie à l'éther. Amputation circulaire à un centimètre au-dessous du rebord inférieur de l'épithélioma. Un aide tient la verge entourée d'une compresse protectrice. Coup de bistouri circulaire à deux centimètres environ de la racine de la verge. C'est le « tracé du chemin de fer » de Ricord. Puis, d'un seul coup de bistouri, section de la verge. Pinces pour hémostases. On procède aux sutures :

1° Suture du fascia penis ; deux pinces, l'une en haut, l'autre en bas ; on suture le fascia penis du côté droit à celui du côté gauche, jusqu'au niveau de l'urèthre ; surjet qui fait en même temps l'hémostase.

2° Coup de ciseaux d'un centimètre, sectionnant le canal de l'urèthre.

3° Suture aux crins de la peau et collerette de crins circonscrivant l'ouverture de l'urèthre ainsi agrandie, réunissant la muqueuse à la peau et formant ainsi un nouveau méat.

Le malade sort guéri le 28 mai.

Observation VI

(Due à M. le professeur TÉDENAT)

Epithélioma ayant détruit la plus grande partie de la verge. — Amputation totale. — Duplication du scrotum. — Guérison.

E. B..., cultivateur, cinquante-deux ans, né à Mirepoix (Ariège), entre le 15 avril 1884, à l'hôpital Saint-Eloi. C'est un homme d'une bonne constitution, vigoureux et de tempérament sanguin.

Rien du côté des parents qui sont morts à un âge avancé. A eu la variole étant jeune, n'a jamais été malade ensuite. Pas de maladies vénériennes. Était atteint d'un phimosis congénital, qui l'empêchait de découvrir le gland. La miction et l'éjaculation se faisaient fort bien ; mais le sillon balano-préputial ne pouvait recevoir des soins de propreté.

Il y a un an, le malade constata sur sa verge l'existence d'une petite tumeur de la grosseur d'un pois et paraissant siéger entre le gland et le prépuce. Pas de douleur. Mais la tumeur augmente bientôt, l'extrémité de la verge se tuméfie, la miction est gênée ; toujours pas de douleur. La peau s'ulcère ensuite, d'où fistule. Le malade va alors se faire traiter à Toulouse. On pratique d'abord la circoncision ; le gland, nous dit le malade, avait l'aspect d'un chou-fleur. On le lui cautérisa pendant quelques jours. Vers la fin de novembre 1883, nouvelle application de caustiques. Au mois de décembre, troisième cautérisation, à la suite de laquelle la verge se détacha presque à sa racine, vers le 8 janvier 1884.

Le 18 avril, à son entrée à Saint-Éloi, on voit devant le pubis un chou-fleur supporté par une portion de verge de 2 ou 3 centimètres, que l'on ne pouvait voir d'ailleurs qu'en écartant la tumeur. Sur celle-ci on ne distingue l'urèthre qu'en le cherchant avec attention. Les ganglions de l'aine ne sont pas engorgés.

Le 28 avril, M. Tédenat pratique l'opération. Le malade endormi par le chloroforme, une sonde métallique est introduite dans la vessie. Une première incision verticale est faite au niveau de la symphyse du pubis, puis section du ligament suspenseur de la verge. Les bourses étant relevées, on pratique une seconde incision antéro-postérieure sur le raphé des bourses. Cette incision est agrandie et les deux bourses, séparées jusqu'à leur base, permettent d'atteindre le canal de l'urèthre. Les corps caverneux disséqués et sectionnés sous l'arcade pubienne n'ont pas leur racine détachée du pubis. L'urèthre, sectionné à un centimètre en avant de la section des corps caverneux, est disséqué et sur une longueur de 1 centimètre environ. Après l'avoir incisé légèrement en haut et en bas, on le fixe par deux points de suture latéraux à la peau. Hémorrhagie facilement arrêtée. Sonde à demeure en celluloïde dans l'urèthre. Chaque testicule est enfermé dans son enveloppe cutanée par des points de suture, si bien que le malade présente en quelque sorte deux grandes lèvres entre lesquelles se trouve le canal de l'urèthre.

La sonde est fixée par le procédé de Bouisson : quatre chefs partant de la sonde et allant s'attacher, deux à un lien qui fait le tour de la ceinture, deux aux anses qui sont autour de chaque cuisse. On saupoudre à l'iodoforme. Pas de réaction générale. Le 29 avril, un peu de gonflement des bourses, surtout à droite. Lavages à l'eau phéniquée, pulvérisation d'iodoforme.

Le 30 avril, les deux bourses sont rouges par leur partie en contact, on les isole par une lame de protective phéniquée. Le malade se trouve mieux et urine facilement.

Le 13 mai, en comprimant les tissus au niveau de la symphyse pubienne, on fait sourdre du pus crémeux. On recommande de faire des lavages plus fréquents.

Le 21 mai, la plaie est cicatrisée ; le malade urine sans sonde dans la position verticale en écartant les bourses, le jet est oblique de haut en bas et d'avant en arrière. Le malade quitte l'hôpital.

M. Tédenat a revu ce malade en 1896. Il jouissait d'une parfaite santé, bien que depuis quelques mois il se fut produit un léger rétrécissement du méat. La miction s'était jusqu'alors faite très facilement et sans gêne provoquée par la situation de l'urèthre. Aucune incommodité de la présence des testicules. Le docteur Rascol fit, en 1897, plusieurs séances de dilatations, qui rendirent plus facile l'émission de l'urine ; mais le malade peu soigneux et adonné à la boisson cesse de voir ce docteur, qui, à la fin de 1898, constata des accidents de rétention d'urine avec infection de tout l'appareil urinaire. Le malade succomba à cette infection en mars 1899, sans la moindre récidive de son épithélioma.

Observation VII

(Communiquée par M. le professeur Tédenat)

Épithélioma ayant débuté dans l'espace balano-préputial, ayant envahi en trois ans les bourses, le fourreau de la verge, la partie médiane du mont de Vénus et les ganglions de l'aine. — Émasculation totale. — Guérison persistant en août 1900.

P.... T...., cinquante-cinq ans, ingénieur, habitant le département de l'Aude, est adressé à M. Tédenat, le 27 juin 1894, par M. le docteur Eugène Narbonne. Le malade est amaigri, dyspeptique à la fois

par abus de l'alcool et du tabac, et par suites de troubles urinaires
dépendant d'un phimosis congénital, compliqué depuis quatre ans d'un
épithélioma de la verge. Il y a quatre ans, suintement par l'orifice
préputial très étroit, puis bourgeons qui perforent le prépuce dans sa
région dorsale et lentement gagnent le raphé scrotal, s'étendant de
chaque côté sur la peau des bourses.

Ces bourgeons détruisent le fourreau de la verge, jusqu'à la partie
inférieure du mont de Vénus. Les ganglions des deux aines sont tuméfiés depuis plusieurs mois. On voit une masse de végétations dures,
fissurées, fragiles, d'où s'écoule un liquide sanieux d'odeur infecte.
Quand le malade urine au prix de grands efforts, l'urine sort en plusieurs jets de fissures multiples en haut et en bas du prépuce. La masse
informe de ces végétations a les dimensions du poing qu'on aurait
placé étalé sur la verge et les bourses.

L'opération est faite le 4 juillet après une désinfection soignée pendant plusieurs jours.

Une incision part de 2 centimètres au-dessus de la symphyse, circonscrivant de chaque côté les végétations qui sont en avant de la
symphyse ; elle se porte ensuite dans le pli génito-crural à 1 cent. 1|2
en dehors des végétations. Les deux incisions viennent se rejoindre
sur le raphé périnéo-scrotal. De la partie moyenne de chaque incision
en part une autre qui va le long du cordon qui est lié à la partie supérieure du trajet inguinal. Les deux testicules sont ainsi emportés au
centre de la masse morbide. Dissection des lambeaux latéraux pour
enlever non seulement les ganglions lymphatiques, mais encore les
vaisseaux lymphatiques afférents. L'urèthre est séparé des corps caverneux, et comme il reste sain sur une longueur de 4 ou 5 centimètres
en avant de l'aponévrose moyenne, il est suturé haut au voisinage de
la symphyse. Les corps caverneux sont sectionnés sur l'ischion. Hémorrhagie peu abondante. Réunion immédiate. Le malade quitta l'hôpital le 22 juillet.

Le docteur Narbonne a souvent, dans la suite, parlé à M. Tédenat
du fonctionnement parfait de l'urèthre qui ne s'est nullement rétréci
grâce au mode de suture destiné à empêcher la coarctation. La santé
du malade persitait excellente en août 1900.

Chez ce malade, au cours de l'opération, on trouva des nodules
d'aspect douteux à la partie inférieure des deux cordons. Leur présence imposait l'ablation des deux testicules ; du reste, il aurait été
impossible, si on les eût conservé, de leur constituer des enveloppes
par suite de la destruction très étendue des bourses.

INDEX BIBLIOGRAPHIQUE

ANNANDALE (E.). — Successful removal of the testicles, scrotum, penis, and suprapubic skin for epithelial cancer (Lancet, London, 1874).

BERRUECO. — Extirpation du pénis et des testicules avec transformation apparente du sexe (Atti d. XI, Congr. med. internaz., 1894).

— Epithelioma du gland. Amputation de la verge (Il Siglo medico, 1893).

BOCK. — Cas d'épithélioma de la verge (Ann. Soc. d'anat. path., Bruxelles, 1897).

CARBONELL. — Thèse de Montpellier, 1896.

CHALOT. — Congrès de chirurgie, Lyon 1894.

— Emasculation totale (Traité élémentaire de chirurgie et de médecine opératoire, Paris, 1898).

CHEVEREAU. — Un cas d'épithélioma primitif de l'urèthre, émasculation totale (Gazette des hôpitaux, 25 juillet 1895).

CORNIL et RANVIER. — Histologie pathologique, 1884.

DEMARQUAY. — Maladies chirurgicales du pénis, Paris, 1877.

DUBOUR. — Thèse de Montpellier, 1884.

DUPLAY et RECLUS. — Traité de chirurgie, t. VII, 1899.

DUQUERNOY. — Cancer de la verge (Société anatomo-clinique de Lille, 1896).

GARNIER. — Thèse de Paris, 1894.

Gazette des hôpitaux, 1849.

GIRARD. — Epithélioma de la verge, castration totale (Dauphiné médical, décembre 1897).

GUITERAS. — Amputation of the penis, description of a new technic (Journal of cutan. ad genito. urin. Dis. May. 1898, p. 212).

Hutchinson. — Total extirpation of penis for epithelioma, two cases (Montreal, M. J. 1898, XVII, 511).

Journal de Fourcroy, année 1791.

Julien. — Thèse de Paris, 1873.

Jullien. — Traité pratique des maladies vénériennes, Paris, 1899.

Küttner (H.). — Zür Verbreitung und Prognose des Peniscarcinoms (XXVIII Kongress abgehalten vom 5-8 April 1899, in Langenbeck-Hause).

Lasserre. — Thèse de Bordeaux, 1894.

Ledentu et Delbet. — Traité de chirurgie, tome IX, 1899.

Leguru. — Emasculation totale (Annales des maladies des organes génitaux urinaires, 1897).

Letulle. — Anatomie pathologique, 1897.

Louis. — Dictionnaire de chirurgie, t. II, Paris, 1789.

Médecine efficace, chap. XC, p. 285.

Mercanton. — Réunion annuelle de la Société médicale de la Suisse romande, octobre. 1892.

Morisani. — Sull' enucleazione della sfera esterna degli organi genitali maschili (Giorn. int. del scienze medich, 1892).

Moussaron. — Thèse de Toulouse, 1895.

Oliver. — Amputation of the penis for epithelioma (Memphis. M. Month., 1899).

Ozenne. — Gourmes de la verge (Revue de chirurgie, p. 532, 1883).

Paci (A). — Asportazione totale della verga e de testicoli con un nuovo processo operativo (Giorn. int. del scienze medich, Napoli, 1880).

Pantaloni. — Trois cas d'émasculation totale pour cancer de la verge (Archives provinciales de chirurgie, 1898).

Pascal et Auvray. — Société anatomique, juin 1899, p. 646.

Péan. — Leçons de clinique chirurgicale, t. VIII.

Penn. — Epithelioma of penis (Louisville, M. Month, 1895).

Petouraud. — Epithelioma du pénis, émasculation (Lyon médical, 1893).

Peyrilhe. — Histoire de la chirurgie jusqu'à nos jours (Paris, 1780, t. VII).

Pousson. — Nouvelle méthode d'amputation du pénis (Annales des maladies des organes génito-urinaires, 1894, p. 828).

Pratical observations in Surgery illustrated by cases (London, 1814).

Province médicale, n° 18, p. 273, 30 avril 1887.

RAVAUT. — Société anatomique, décembre 1897.

RODMAN. — Epithelioma of the penis (Med. News., 1899).

SCULTET (Jean). — Arcenal de chirurgie (Lyon, 1672, p. 329).

VARIOT. — Amputation complète de la verge, conservation de la puissance génitale et de la fécondation (Bulletin Soc. anthropol., 1892, 2ᵐᵉ fasc., p. 120).

VIRELY. — Thèse de Paris, 1896).

WARNER (M.). — Observations de chirurgie, traduites de l'anglais (Paris, 1757).

WASSERMANN. — Thèse de Paris, 1895.

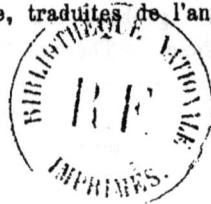

www.ingramcontent.com/pod-product-compliance
Lightning Source LLC
Chambersburg PA
CBHW070827210326
41520CB00011B/2152